101 Secrets de grand-mère (beauté)

PÂTE DÉMAQUILLANTE

Ingrédient

argile ultra-ventilée

L'astuce

Rien de plus simple que de préparer une pâte démaquillante à l'argile ! Il vous suffit de verser 2 cuillerées à soupe d'argile ultra-ventilée dans un petit récipient en verre épais ou en bois (évitez le plastique et le métal), puis de couvrir d'eau à hauteur. Laissez ainsi reposer pendant un petit quart d'heure, mélangez rapidement ces deux composants du bout des doigts et appliquez cette pâte en légers massages sur le visage. Laissez agir pendant quelques minutes avant de rincer à l'eau tiède.

Réaliser une lotion démaquillante

Ingrédients

jus de citron • huile d'amande douce • vaseline

La recette

Versez dans un flacon un trio d'ingrédients en quantités égales : du jus de citron, de l'huile d'amande douce et de la vaseline. Mélangez. Imprégnez un tampon de coton avec cette préparation et appliquez-la sur le visage.

Préparer un gommage du visage

Ingrédients

savon noir • poudre d'amande • sucre • eau

La recette

Dans un récipient, déposez 1 cuillerée à café de savon noir mou, 1 cuillerée à café de poudre d'amande et une pincée de sucre. Mélangez et appliquez sur le visage humide. Massez l'ensemble du visage, en insistant sur le front, les ailes du nez et le menton. Rincez à l'eau tiède et séchez dans un linge propre, sans frotter.

L'astuce beauté

Après un gommage, il est important de faire un masque, afin de refermer les pores de la peau et d'éviter leur encrassement trop rapide. Préférez un masque hydratant, à l'eau thermale, par exemple.

Ingrédients

bicarbonate de soude • lait

Peeling

L'astuce

Dans un petit bol, mélangez 3 cuillerées à soupe de bicarbonate de soude et 1 cuillerée à soupe de lait, jusqu'à obtention d'une préparation pâteuse. Après vous être démaquillée et lavée comme d'habitude, appliquez cette préparation sur votre visage en procédant par petits mouvements circulaires et en massant sans appuyer trop fort. Ensuite, rincez à l'eau froide (cela contribuera à tonifier votre peau) et séchez-vous.

Le conseil

Évitez toujours d'appliquer cette préparation bicarbonatée à proximité ou sur les yeux. D'autre part, si vous n'avez pas de lait sous la main, vous pouvez le remplacer par la même quantité d'eau froide. Ce peeling maison va éliminer toutes les petites peaux mortes ainsi que les impuretés. Si vous le désirez, pour terminer le traitement en douceur, vous pouvez appliquer une crème hydratante biologique sur votre visage.

RETIRER

Ingrédients

savon de Marseille liquide • argile verte • eau

La recette

Dans un bol, déposez 1 cuillerée à café de savon de Marseille liquide avec 1 cuillerée à soupe d'argile verte en poudre et la même quantité d'eau. Mélangez jusqu'à l'obtention d'une pâte lisse et homogène. Appliquez en couche fine sur un visage légèrement humide. Laissez agir 5 minutes et émulsionnez grâce à de légers mouvements circulaires sur les joues, le front, les tempes, les ailes du nez et le menton. Rincez à l'eau tiède et séchez délicatement dans un linge propre.

L'astuce beauté

L'efficacité de ce soin est immédiate. Sachez toutefois que, si vous appliquez ce masque au moins une fois par semaine, la production de sébum sera moindre et l'efficacité encore meilleure.

L'EXCÈS DE SÉBUM

Ingrédients

huile d'olive • tomate • chou

Traiter une peau grasse

La recette

Lavez et équeutez une tomate, puis mettez-la dans le bol d'un mixeur. Ajoutez-y 50 g de chou et 2 généreuses cuillerées à soupe d'huile d'olive. Mixez le tout, puis appliquez la préparation ainsi obtenue, comme un masque classique, sur le visage. Laissez agir pendant 15 minutes au moins avant de nettoyer le visage à l'eau tiède.

Assécher UN BOUTON

Ingrédients

sel fin • eau • extrait de pépins de pamplemousse

La recette

Dans une casserole, faites chauffer 20 cl d'eau. Lorsqu'elle est chaude, coupez le feu et versez 1 cuillerée à café de sel fin. Mélangez jusqu'à dissolution complète du sel. Laissez tiédir et ajoutez 6 gouttes d'extrait de pépins de pamplemousse. Mélangez et laissez refroidir avant de tremper un coton-tige dans la préparation. Appliquez directement sur le bouton, sans frotter, pendant quelques secondes.

Le plus beauté

L'extrait de pépins de pamplemousse désinfecte et purifie en profondeur. Le sel assèche les boutons et favorise la cicatrisation. Procédez à ce geste deux ou trois fois avant de voir disparaître le bouton.

Soigner l'acné

Ingrédients

bicarbonate de soude • eau froide

Le remède

Une petite pâte à base de bicarbonate de soude permet, dans la plupart des cas, d'empêcher l'infection des boutons indésirables tout en calmant les irritations. Remplissez un bon verre d'eau froide et versez-y 1 cuillerée à café de bicarbonate de soude. Mélangez ces ingrédients jusqu'à obtention d'une lotion relativement pâteuse. Passez ensuite celle-ci, avec un tampon de coton, sur les boutons, puis rincez abondamment à l'eau.

Le conseil

Vous devez absolument éviter de mettre de la lotion dans les yeux. Si cela arrive, rincez-les aussitôt avec de l'eau claire.

GEL lavant contre L'ACNÉ

Ingrédients

savon d'Alep • huile essentielle de tea tree • eau • flacon à pompe vide de 200 ml

La recette

Dans un récipient en verre, déposez 100 g de paillettes de savon d'Alep (ou de copeaux – que vous pouvez réaliser vous-même, à l'économe). Faites fondre le savon au bain-marie, tout en mélangeant régulièrement jusqu'à l'obtention d'une pâte lisse. Hors du feu, ajoutez 5 gouttes d'huile essentielle de tea tree et mélangez de nouveau. Versez la préparation dans un flacon à pompe vide (elle remplit la moitié du flacon). Complétez avec de l'eau très chaude. Refermez le flacon et secouez énergiquement pour mélanger la préparation. Laissez refroidir avant de vous en servir.

Le conseil

L'efficacité du savon dépendra, bien sûr, de la sévérité de l'acné. Pour une efficacité optimale, utilisez la préparation tous les jours, matin et soir, pour vous laver le visage.

Ingrédients

argile verte • eau pure

L'astuce

Versez 10 cuillerées à soupe d'eau pure (de l'eau minérale est idéale) dans un bol et mélangez-y une grosse cuillerée à soupe d'argile verte en poudre. Mélangez et laissez reposer pendant environ 2 heures, jusqu'à ce que l'argile se soit déposée au fond du bol et que l'eau présente un aspect trouble. Humidifiez alors un morceau de coton propre avec ce liquide (sans toucher l'argile qui est dans le fond du bol !) et passez-le sur les zones du visage, en évitant le contour des yeux. Rincez à l'eau claire et séchez.

TRAITER L'ACNÉ

Lotion contre l'acné

Ingrédients

1 citron jaune • thym frais • eau

La recette

Versez dans une casserole 2 tasses d'eau ainsi que du thym frais soigneusement effeuillé. Faites bouillir cette préparation pendant 2 petites minutes, puis couvrez la casserole et laissez infuser pendant 15 à 20 minutes. Il ne vous reste plus qu'à filtrer très soigneusement la préparation ainsi obtenue, puis à y incorporer le jus d'un citron. Rincez chaque jour, matin et soir, le visage avec cette lotion 100 % naturelle, jusqu'à ce que vous constatiez une très nette amélioration.

éliminer les points noirs

Ingrédients

sel fin raffiné • huile essentielle de thym
• huile d'amande douce

La recette

Dans un bol, versez 2 cuillerées à soupe d'huile d'amande douce. Ajoutez 1 cuillerée à café de sel fin raffiné et 5 gouttes d'huile essentielle de thym. Mélangez bien cette préparation. Prélevez-en une petite quantité entre vos doigts et appliquez sur le visage humide, grâce à de petits mouvements circulaires, en insistant sur le front, les tempes, le menton et surtout les ailes du nez. Rincez votre visage à l'eau claire. Utilisez ce mélange au moins une fois par semaine jusqu'à ce que vous obteniez une nette amélioration de votre peau.

GOMMAGE POUR PEAUX GRASSES

Ingrédients

miel • poudre d'amandes

La recette

Dans un petit récipient, mélangez bien 2 cuillerées à soupe de miel et la même quantité de poudre d'amandes, jusqu'à l'obtention d'une pâte homogène. Appliquez ensuite soigneusement celle-ci sur votre visage en prenant toutefois soin d'éviter le contour des yeux et en massant par petits mouvements circulaires. Laissez agir pendant 5 à 6 minutes, puis rincez généreusement à l'eau tiède et essuyez-vous.

Le conseil

Cette préparation est parfaite pour les personnes qui ont une peau normale à grasse. En revanche, elle ne convient pas pour les peaux sensibles.

Masque pour peau grasse

Ingrédients

argile verte ultra-ventilée • eau florale de menthe • jus de citron jaune fraîchement pressé • huile de noisette

L'astuce

Versez 3 grosses cuillerées à soupe d'argile verte ultra-ventilée dans un récipient en verre épais ou en bois (ni plastique, ni métal) et couvrez d'eau florale de menthe à hauteur. Laissez reposer quelques minutes, puis incorporez 1 cuillerée à café de jus de citron et 1 cuillerée à soupe d'huile de noisette. Mélangez jusqu'à obtention d'une pâte ni trop souple, ni trop collante (au besoin, ajoutez un peu d'eau pure). Appliquez-la aussitôt sur le visage en une généreuse couche, en évitant soigneusement le contour des yeux. Laissez agir pendant un quart d'heure, puis rincez à l'eau claire et séchez-vous.

PRÉPARER UN MASQUE DÉSINFECTANT

Ingrédients

argile verte • eau minérale

Le conseil

En appliquant ce fantastique masque sur votre peau, veillez à soigneusement éviter le contour des yeux.

L'astuce

Versez 2 cuillerées à soupe d'argile verte dans un récipient en verre épais ou en bois (ni plastique, ni métal) et mélangez-y assez d'eau minérale pour obtenir une pâte bien homogène, parfaitement lisse et délicieusement onctueuse. Appliquez ensuite ce mélange sur le visage au moyen d'un petit pinceau et laissez agir pendant un gros quart d'heure. Ensuite, rincez-vous et séchez-vous.

Ingrédients

fraises fraîches • menthe fraîche • jus de citron • lait en poudre

Petite précision

En appliquant ce masque sur le visage, prenez soin d'éviter le contour des yeux et celui de la bouche. En outre, certaines personnes présentent de très légères réactions allergiques à ce masque naturel. Avant de l'appliquer sur tout le visage, effectuez un petit essai préalable sur un coin de peau discret. Patientez ensuite 24 heures pour voir si vous présentez une réaction allergique ou pas.

La recette

Lavez 100 g de fraises, puis équeutez-les. Lavez et séchez les brins de menthe, puis effeuillez-les. Mettez les fruits, la menthe, 2 cuillerées à café de lait en poudre dans le bol d'un mixeur et ajoutez-y 1,5 cl de jus de citron. Mettez l'appareil en marche pendant quelques secondes, le temps nécessaire à l'obtention d'une crème assez épaisse et agréablement onctueuse. Appliquez aussitôt cette préparation sur le visage et laissez-la agir pendant au moins 20 minutes. Rincez ensuite à l'eau claire et séchez.

PRÉPARER UN MASQUE PURIFIANT

Préparer un masque éclaircissant

Ingrédients

argile verte • yaourt nature • huile de noisette • poire

L'astuce

Pelez la poire et coupez-la en quartiers. Éliminez le cœur et les pépins. Mixez la chair du fruit de manière à obtenir une purée. Ajoutez 1 cuillerée à soupe d'argile verte, la même quantité de yaourt nature et 1 cuillerée à café d'huile de noisette. Mélangez bien tous les composants, puis appliquez sur le visage, en prenant soin d'éviter le contour des yeux. Laissez agir pendant un quart d'heure au moins, puis rincez à l'eau claire et séchez-vous

AVOIR UN BEAU TEINT

Ingrédients

bicarbonate de soude • eau froide

Le remède

Remplissez 1 bon verre d'eau froide et versez-y 1 cuillerée à café de bicarbonate de soude. Mélangez ces ingrédients jusqu'à obtention d'une lotion relativement pâteuse. Passez ensuite celle-ci sur votre visage, avec un tampon de coton, puis rincez à l'eau.

Le conseil

Vous devez à tout prix éviter de vous mettre du bicarbonate de soude dans les yeux.

Combattre

Ingrédient

huile d'olive

Le remède

Prenez chaque matin, encore à jeun, 1 cuillerée à soupe d'huile d'olive. Ne faites pas la grimace : c'est vraiment délicieux si votre huile est de qualité. En plus, ce simple petit geste vous permettra de conserver un teint rayonnant, tout en favorisant la bonne minéralisation des os.

LE TEINT BROUILLÉ

MASQUE POUR LES PEAUX SENSIBLES

Ingrédients

argile rouge • huile de macadamia • huile de germe de blé • eau minérale

L'astuce

Versez 2 cuillerées à soupe d'argile rouge dans un récipient en verre épais ou en bois (ni plastique, ni métal), puis mélangez-y 1 cuillerée à café d'huile de macadamia et la même quantité d'huile de germe de blé. Ajoutez ensuite suffisamment d'eau minérale pour obtenir une pâte parfaitement lisse et homogène. Appliquez sur le visage au moyen d'un pinceau, en évitant soigneusement le contour des yeux. Laissez agir pendant 5 ou 6 minutes, puis rincez-vous et séchez-vous.

Gommage pour les peaux sèches

Ingrédients

argile blanche ultra-ventilée • huile d'amande douce • poudre d'amande • eau pure

L'astuce

Versez 2 cuillerées à soupe d'argile blanche ultra-ventilée dans un récipient en verre épais ou en bois (ni plastique, ni métal) et couvrez d'eau pure à hauteur. Laissez reposer pendant quelques minutes, puis ajoutez 1 cuillerée à soupe d'huile d'amande douce et le double de poudre d'amande. Mélangez bien et adaptez éventuellement les ingrédients jusqu'à obtention d'une pâte de consistance moyenne : ni trop liquide, ni trop épaisse. Appliquez-la aussitôt en légers massages sur le visage, en insistant surtout sur le front, le nez et le menton, mais en évitant soigneusement le contour des yeux. Massez ainsi en petits mouvements circulaires 2 ou 3 minutes, puis rincez à l'eau tiède et séchez-vous.

Crème pour peaux sèches

Ingrédients

cire d'abeille • huile d'amande douce • miel liquide • extrait de pépins de pamplemousse

La recette

Voici une crème nourrissante et hydratante qui vous fera le plus grand bien, si vous avez la peau sèche.
Sa préparation est fort simple : dans un bain-marie, mélangez en faisant fondre 2 cuillerées à café de cire d'abeille et 5 cl d'huile d'amande douce. Vous devez obtenir une préparation parfaitement homogène. À ce moment, incorporez-y 1 cuillerée à café de miel liquide ainsi que 5 à 6 gouttes d'extrait de pépins de pamplemousse. Mélangez bien tous les ingrédients, puis transvasez cette préparation dans un flacon fermant hermétiquement. Utilisez cette agréable crème chaque jour, matin et soir.

L'info

Cette superbe crème, qui joue également un rôle protecteur très efficace, est aussi bonne pour les enfants que pour les adultes.

Crème hydratante pour peau sèche

Ingrédients

fleurs de lavande • huile d'olive • huile de coco • cire d'abeille • huile d'amande douce • huile de germes de blé

La recette

Mettez une généreuse poignée de fleurs de lavande dans un plat en verre (ou en porcelaine) et versez par-dessus 50 cl d'eau bouillante. Laissez infuser pendant 1 heure environ, puis filtrez soigneusement cette préparation en la passant au travers d'une mousseline. Dans un autre bol, versez 4 cuillerées à soupe d'huile d'olive, 3 cuillerées à soupe d'huile de coco et 25 g de cire d'abeille. Faites fondre le tout au bain-marie, sans cesser de remuer. Ajoutez alors 4 cuillerées à soupe d'huile d'amande douce et fouettez la préparation afin de bien incorporer cette huile. Versez enfin l'huile de germes de blé et retirez le bol du bain-marie. Ajoutez 4 cuillerées à soupe de l'infusion de lavande, fouettez le mélange pendant qu'il refroidit et jusqu'à ce qu'il ait la consistance d'une mayonnaise assez épaisse. Transvasez finalement cette crème dans un pot à large ouverture et fermant hermétiquement. Conservez-le dans un endroit frais. Riche et onctueuse, cette crème utilisée régulièrement hydrate et adoucit les peaux sèches.

le conseil

Ne conservez pas cette crème dans le réfrigérateur car cela la rendrait trop ferme et difficile à utiliser.

Nourrir une peau sèche

Ingrédients

huile d'olive • huile essentielle de vétiver • huile essentielle de géranium rosat

La recette

Versez 20 gouttes d'huile essentielle de vétiver et une centaine de gouttes d'huile essentielle de géranium rosat dans un bol. Ajoutez-y 10 cl d'huile d'olive et mélangez bien le tout. Chaque soir, massez votre visage et votre cou avec cette huile totalement naturelle, très nourrissante et parfaitement adaptée aux peaux sèches.

Masque régénérateur POUR PEAUX SÈCHES

Ingrédients

fleurs de lavande • argile blanche en poudre • huile d'amande douce

La recette

Mettez une généreuse poignée de fleurs de lavande dans le bol d'un mixeur, puis ajoutez-y 2 cuillerées à soupe d'argile blanche en poudre et 2 cuillerées à café d'huile d'amande douce. Actionnez l'appareil de manière à obtenir une préparation parfaitement homogène. Appliquez-la ensuite sur le visage, en veillant à éviter les contours des yeux et de la bouche. Laissez agir ce masque pendant 15 à 20 minutes avant de rincer le visage à l'eau claire.

Ingrédients

lait chaud • miel d'acacia • farine • huile d'olive

La recette

Dans un demi-verre de lait chaud, faites fondre 1 cuillerée à soupe de miel d'acacia. Ajoutez-y ensuite 4 cuillerées à soupe de farine et 1 cuillerée à soupe d'huile d'olive. Mélangez bien, puis appliquez la préparation ainsi obtenue sur le visage et le cou. Laissez agir pendant 15 minutes, puis rincez-vous à l'eau claire.

•••

Préparer un masque HYDRATANT

Préparer un masque nourrissant

Ingrédients

huile essentielle de lavande • huile essentielle de géranium • miel liquide • œuf • pêche

La recette

Épluchez une pêche bien fraîche et coupez sa pulpe en tout petits morceaux. Cassez un œuf et ajoutez-le à la pêche. Mélangez ces ingrédients. Ajoutez ensuite 1 cuillerée à soupe de miel liquide, puis transvasez ces ingrédients dans le bol d'un mixeur et actionnez l'appareil jusqu'à l'obtention d'une pâte homogène, similaire à une purée. Terminez la préparation en incorporant 5 gouttes d'huile essentielle de lavande et 3 gouttes d'huile essentielle de géranium. Mélangez, puis étalez ce masque 100 % naturel sur le visage propre. Laissez agir pendant 15 minutes, puis rincez à l'eau tiède.

HUILE HYDRATANTE

Ingrédients

huile essentielle de lavande • huile essentielle de rose • huile essentielle de géranium • huile de jojoba

La recette

Versez 10 cl d'huile de jojoba dans un flacon qui ne doit pas être rempli complètement. Ajoutez 10 gouttes d'huile essentielle de lavande, 15 gouttes d'huile essentielle de rose et la même quantité d'huile essentielle de géranium. Faites ensuite doucement tourner le flacon sur lui-même de manière à bien mélanger les ingrédients et laissez reposer cette préparation 24 heures avant de l'utiliser. Appliquez cette huile faciale chaque soir, du bout des doigts, en massant délicatement le visage et laissez la peau s'en imprégner pendant toute la nuit.

POUR LE VISAGE

Ingrédients

argile rouge • huile de noisette • huile de germe de blé • eau minérale

Masque pour peaux normales

L'astuce

Versez 2 cuillerées à soupe d'argile rouge dans un récipient en verre épais ou en bois (ni plastique, ni métal), puis mélangez-y 1 cuillerée à soupe d'huile de noisette et 1 cuillerée à café d'huile de germe de blé. Ajoutez assez d'eau minérale pour obtenir une pâte parfaitement lisse et homogène. Appliquez ensuite cette préparation sur le visage, au moyen d'un pinceau, en évitant soigneusement le contour des yeux. Laissez agir pendant 5 ou 6 minutes, puis rincez-vous et séchez-vous.

MASQUE REVITALISANT

Ingrédients

jaune d'œuf • pollen • miel liquide

La recette

Cassez 1 œuf en séparant le blanc du jaune. Mettez le jaune dans le bol d'un mixeur et ajoutez-y 1 cuillerée à café de pelotes de pollen et la même quantité de miel liquide. Mixez jusqu'à l'obtention d'une préparation homogène. Appliquez-la sur le visage (et éventuellement le cou), en évitant le contour des yeux. Laissez agir pendant 30 minutes environ, puis rincez à l'eau tiède et séchez.

PRÉPARER UN MASQUE POUR PEAU MIXTE

Ingrédients

jaune d'œuf • crème fraîche épaisse • huile d'olive • quelques feuilles de menthe fraîche

La recette

Prenez une poignée de feuilles de menthe fraîche et mixez-les.
Ajoutez-y un jaune d'œuf, 1 cuillerée à soupe de crème fraîche et 1 cuillerée à café d'huile d'olive.
Mélangez bien tous ces composants, puis appliquez la préparation ainsi obtenue sur le visage. Laissez-la agir pendant 15 minutes environ, puis rincez votre visage à l'eau claire.

Crème lavante pour le visage

Ingrédients

huile essentielle de lavande • farine d'avoine complète

La recette

Versez une généreuse cuillerée à soupe de farine d'avoine complète (avec le son et le germe) dans un bol et ajoutez assez d'eau pour obtenir une préparation pâteuse, onctueuse et pas trop liquide. Ajoutez 1 goutte d'huile essentielle de lavande et mélangez bien tous les ingrédients. Frottez le visage et le cou avec cette crème lavante, en évitant toutefois les contours de la bouche et des yeux. Insistez plus particulièrement sur les zones réputées plus difficiles, telles que le menton et le nez. Laissez agir cette crème pendant quelques minutes, puis rincez votre visage et votre cou à l'eau froide, avant de laver doucement les zones traitées pour éliminer toute trace de la crème.

La précision

Cette crème totalement naturelle a notamment pour effet d'éliminer toutes les petites peaux mortes, tout en nettoyant délicatement, sans aucune agression d'aucune sorte, la peau et les pores. Elle permet de retrouver un teint d'une agréable fraîcheur.

EAU TONIQUE POUR LE VISAGE

Ingrédient

fleurs de lavande séchées

La recette

Faites bouillir 20 cl d'eau pure et plongez-y une généreuse poignée de fleurs de lavande séchées. Laissez infuser pendant 30 minutes environ, puis filtrez soigneusement cette préparation. Transvasez-la dans un flacon propre et fermant hermétiquement, puis laissez complètement refroidir. Utilisez cette eau tonique chaque jour, matin et soir.

La précision

Placée au réfrigérateur, cette délicate eau florale au parfum de lavande se conserve jusqu'à une semaine.

Le conseil

Pour cette préparation, privilégiez de l'eau de source.

Ingrédients

huile essentielle de lavande • huile essentielle d'ylang-ylang • huile essentielle de géranium rosat • huile essentielle de bois de santal • huile d'amande douce

réaliser un massage FACIAL

La recette

Versez 10 cl d'huile d'amande douce dans un flacon propre et fermant hermétiquement. Ajoutez-y 4 gouttes d'huile essentielle de géranium rosat, 10 gouttes d'huile essentielle d'ylang-ylang, 16 gouttes d'huile essentielle de bois de santal et 20 gouttes d'huile essentielle de lavande. Mélangez bien le tout, puis massez-vous le front, depuis les sourcils jusqu'à la racine des cheveux, par petits mouvements circulaires. Ce délicieux massage a un puissant effet relaxant.

FAVORISER UN TEINT LUMINEUX

Ingrédients

huile essentielle de lavande • huile essentielle d'ylang-ylang • huile essentielle de bois de santal • huile essentielle de géranium • huile de sésame

La recette

Versez 5 cl d'huile de sésame dans un récipient, puis incorporez-y 2 gouttes d'huile essentielle de géranium, 5 gouttes d'huile essentielle d'ylang-ylang, 8 gouttes d'huile essentielle de bois de santal et 10 gouttes d'huile essentielle de lavande. Mélangez bien tous les composants. Pour effectuer votre massage, versez un peu de cette préparation dans le creux de la main et appliquez-la, en petites rotations, sur le visage, par petites touches, en utilisant le bout des doigts pour exercer la meilleure pression sur les zones à traiter. Commencez par le front, puis les tempes et les oreilles, descendez ensuite vers les joues, le contour du nez et le menton. Recommencez la même opération en étendant le massage jusqu'au cuir chevelu.

Confectionner un tonique pour le visage

Ingrédients

fleurs de lavande • vinaigre de cidre • eau de rose

La recette

Mettez 2 généreuses poignées de fleurs de lavande dans un bocal pouvant fermer hermétiquement et ajoutez-y 22,5 cl de vinaigre de cidre et 70 cl d'eau de rose. Fermez le récipient et secouez énergiquement pour bien mélanger les divers ingrédients. Placez le bocal dans le réfrigérateur et laissez reposer cette préparation au frais pendant une semaine, en secouant chaque jour. À l'issue de ce temps de repos, filtrez soigneusement la préparation et transvasez-la dans un flacon fermant hermétiquement. Chaque soir, utilisez ce tonique, appliqué sur un disque de coton, pour éliminer les dernières traces de maquillage et normaliser la production de sébum au niveau du visage.
Évitez toutefois de toucher les contours de la bouche et des yeux.

TRAITER

Ingrédients

jus d'orange • vaseline •
huile d'olive

LA

Le remède

Contre la couperose, vous pouvez préparer un lait de toilette « maison » en mélangeant bien du jus dorange, de la vaseline et de l'huile d'olive en proportions égales (l'idéal étant de prévoir 3 cuillerées à soupe de chaque composant). Secouez bien la préparation avant de l'utiliser en l'appliquant à l'aide d'un disque à démaquiller sur votre visage.

COUPEROSE

Ingrédients

3 cuillères à soupe de farine d'avoine ou de maïs • 1 cuillère à café de vinaigre de cidre

Atténuer les ROUGEURS

Le remède

Diluer le vinaigre dans une cuillère à soupe d'eau. Mélanger avec la farine. Étaler ce masque. Rincer à l'eau tiède. Appliquer le matin une fois par semaine jusqu'à atténuation des rougeurs.

Ingrédients

fleurs de lavande séchées • huile essentielle de lavande

La précision

Ce coussin sera très agréable dans votre bain, en allant dormir ou, tout simplement, pour vous détendre. Ce coussinet est efficace pendant 10 à 12 mois.

La recette

Découpez 2 rectangles de tissu d'environ 15 x 25 cm. Posez-les l'un sur l'autre, endroit contre endroit, afin de réaliser une couture à environ 5 cm du bord, sur les deux longueurs et sur une seule largeur. Retournez ensuite l'ouvrage. Remplissez-le avec 150 g de fleurs de lavande séchées préalablement imbibées de 6 gouttes d'huile essentielle de lavande. Refermez ce coussin, en réalisant une dernière couture sur la largeur non encore piquée.

CONFECTIONNER DES COUSSINETS OCULAIRES

Préparer un soin contre les cernes

Ingrédients

argile blanche • eau de bleuet

L'astuce

Pour les atténuer, voire même pour vous en débarrasser en douceur, préparez un petit masque à l'argile. Versez 1 cuillerée à soupe d'argile blanche en poudre dans un récipient, puis ajoutez-y assez d'eau de bleuet pour obtenir une pâte agréablement onctueuse. Appliquez-la aussitôt sous les yeux et laissez-la agir pendant quelques minutes avant de rincer à l'eau claire et froide.

Petite précision

En appliquant la pâte argileuse, vous devez absolument éviter de toucher les yeux.

Masque pour le contour des yeux

Ingrédients

argile rose en poudre • eau de bleuet

L'astuce

Généralement, on conseille vivement d'éviter le contour des yeux lors de l'application d'un masque à l'argile. Une seule exception notable : ce masque qui est, justement, spécifique à cette zone du visage. Pour le préparer, versez 2 cuillerées à soupe d'argile en poudre dans un récipient en verre épais ou en bois (ni plastique, ni métal), puis ajoutez-y de l'eau de bleuet, de manière à obtenir une préparation pâteuse, onctueuse et parfaitement lisse. Appliquez-la ensuite avec délicatesse sur le contour des yeux et laissez agir pendant une dizaine de minutes. Rincez à l'eau claire et séchez-vous.

PRÉPARATION ANTIRIDES

Ingrédients

argile blanche • huile d'amande douce

L'astuce

Dans un récipient en verre épais ou en bois (ni plastique, ni métal), mélangez un peu d'argile blanche avec suffisamment d'huile d'amande douce, jusqu'à obtention d'une préparation onctueuse et bien lisse. Appliquez-la sur les zones à traiter et laissez agir.

Le conseil

Pas d'huile d'amande douce sous la main ? Remplacez-la par une huile d'olive vierge extra ou de l'huile de germe de blé. Ingrédients différents, mais mêmes effets bénéfiques.

HUILE RAFFERMISSANTE CONTRE LES RIDES

Ingrédients

huile d'olive • écorces de citron • prêle

La précision

Il est bien entendu essentiel que les écorces de citron soient de qualité biologique certifiée.

La recette

Versez 20 cl d'huile d'olive dans une casserole et ajoutez-y 1 cuillerée à café d'écorces de citron et la même quantité de prêle. Mettez le tout au bain-marie et faites chauffer pendant environ 1 heure. Transvasez ensuite cette préparation dans une bouteille en verre et laissez macérer pendant 8 jours, au soleil (ou sur un radiateur, en hiver). Ensuite, filtrez soigneusement avant de vous masser le visage et le cou chaque soir avec cette très efficace huile raffermissante.

Préparer un lait antirides

Ingrédients

huile d'olive • citron jaune • vaseline

La recette

Pressez le citron et récupérez-en tout le jus. Mélangez celui-ci à 5 cuillerées à soupe d'huile d'olive et à la même quantité de vaseline. Appliquez ce lait sur votre visage et votre cou, puis laissez agir la préparation pendant un 15 minutes environ. Il ne vous reste plus ensuite qu'à rincer à l'eau minérale (pas à l'eau du robinet !)

Ingrédients

huile essentielle de lavande • racine de réglisse en poudre • beurre de coco • lanoline • huile d'avocat • huile de germes de blé

Préparer une crème ANTIRIDES

La recette

Mettez 25 g de racine de réglisse en poudre dans une casserole, avec 37,5 cl d'eau. Portez le tout à ébullition et laissez mijoter 15 minutes. Laissez refroidir, puis filtrez. Versez la lanoline et le beurre de coco dans un bol posé dans un bain-marie et faites fondre, sans cesser de remuer. Ajoutez 10 cl d'huile d'avocat et 4 cuillerées à café de germes de blé. Ajoutez 2 cuillerées à soupe de l'eau de réglisse dans le mélange, en la versant en un fin filet et en remuant sans arrêt afin de bien l'incorporer. Laissez refroidir, sans que la préparation fige. Ajoutez 4 ou 5 gouttes d'huile essentielle de lavande. Mélangez et transvasez dans un pot fermant hermétiquement.

Ingrédients

cire d'abeille • beurre de karité • miel

La recette

Dans un bain-marie posé sur un feu doux, faites fondre 1/2 cuillerée à café de cire d'abeille, 1 cuillerée à café de beurre de karité et 1/2 cuillerée à café de miel (en privilégiant le miel de tilleul). Mélangez le tout, puis transvasez cette préparation dans un petit pot. Laissez-le dans le congélateur pendant une dizaine de minutes. Utilisez ce baume chaque matin, surtout en période hivernale et si vous avez les lèvres gercées ou irritées.

BAUME LABIAL

Le conseil

Dans de bonnes conditions, ce baume se conserve jusqu'à 2 mois.

Soigner des lèvres gercées

Ingrédients

huile d'argan • sel fin

La recette

Dans un bol, versez 5 cl d'huile d'argan. Ajoutez 1 cuillerée à café de sel fin raffiné. Mélangez. Massez vos lèvres avec ce soin et retirez l'excédent avec un coton doux et sec. Renouvelez au moins une fois par jour jusqu'à complète amélioration de l'aspect de vos lèvres.

Le conseil

Quelques jours suffiront à retrouver des lèvres douces, à condition toutefois que vous évitiez de les mordiller ou de les mouiller plusieurs fois par jour.

BAUME POUR LÈVRES SÈCHES

Ingrédients

cire d'abeille • huile d'olive • eau minérale

La recette

Faites fondre au bain-marie 1 cuillerée à soupe de cire d'abeille dans 2 cuillerées à soupe d'huile d'olive. Retirez ensuite cette préparation du feu et incorporez-y 1 cuillerée à café d'eau minérale (pas d'eau du robinet !). Remuez le tout jusqu'à ce que le mélange tiédisse, puis transvasez cette préparation dans un petit pot en verre fermant hermétiquement. Appliquez une noisette de ce baume naturel sur vos lèvres dès qu'elles se dessèchent.

LOTION

Ingrédients

jaune d'œuf • yaourt nature • huile d'olive • huile essentielle de carotte

La recette

Versez un jaune d'œuf dans un bol et battez-le énergiquement en y incorporant en même temps 2 cuillerées à soupe de yaourt nature. Ajoutez ensuite 4 ou 5 gouttes d'huile essentielle de carotte et 1 cuillerée à café d'huile d'olive. Mélangez bien tous les composants, puis appliquez cette lotion sur le visage et le cou. Laissez agir pendant au moins une vingtaine de minutes, puis rincez-vous abondamment à l'eau claire.

AUTO-BRONZANTE

Retrouver des dents blanches

Ingrédients

savon de Marseille • bicarbonate de soude • eau

La recette

Mouillez votre brosse à dents et frottez-la sur un savon de Marseille. Ajoutez, sur la brosse, une pincée de bicarbonate de soude et brossez vos dents, de haut en bas, grâce à de petits mouvements circulaires. Crachez et rincez bien votre bouche plusieurs fois.

Le conseil

Bien que le savon de Marseille ne soit pas dangereux pour la santé, il est toutefois contre-indiqué de l'avaler.

CONSERVER LA BLANCHEUR DES DENTS

Ingrédient

jus de citron

La recette

Si vous humectez généreusement votre brosse à dents avec du jus de citron et qu'ensuite vous vous brossez les dents comme à l'accoutumée, elles conserveront leur blancheur initiale. N'oubliez pas de vous rincer la bouche à l'eau claire.

Le conseil

Dans certains cas, l'acide citrique peut attaquer l'émail des dents. Avant d'utiliser cette astuce, par ailleurs fort efficace, l'avis d'un dentiste compétent peut être utile.

Rendre les cheveux plus soyeux

Ingrédients

bicarbonate de soude • eau

L'astuce

Juste après avoir effectué votre shampooing, rincez-vous les cheveux avec une solution de bicarbonate de soude, à raison d'une demi-cuillerée à soupe de bicarbonate pour 2 litres d'eau (ou un autre mélange à proportions équivalentes). Ce rinçage rendra vos cheveux extrêmement soyeux.

REVITALISER LES CHEVEUX TERNES

Ingrédients

jus de citron • huile d'olive • 1 jaune d'œuf • eau

La recette

Versez 2 cuillerées à soupe de jus de citron et une quantité équivalente d'huile d'olive dans un bol. Remuez, puis incorporez un jaune d'œuf, tout en continuant à bien mélanger tous les ingrédients. Appliquez ensuite soigneusement cette préparation 100 % naturelle sur votre cuir chevelu et laissez-la agir pendant au moins 5 minutes. Rincez ensuite à l'eau claire, de manière à éliminer toute trace de la préparation.

Le conseil

D'autres astuces au citron existent pour redonner de la vitalité à des cheveux ternes. On recommande parfois de mélanger du jus de citron et du vinaigre blanc, en proportions égales, à de l'eau tiède, puis d'utiliser ce petit mélange après le shampooing, en le laissant agir pendant quelques minutes avant de rincer soigneusement à l'eau.

MAÎTRISER LES ÉPIS DANS LES CHEVEUX

Ingrédient

jus de citron

La recette

Après une bonne nuit de sommeil, vous vous réveillez et… catastrophe ! Comme l'on dit parfois familièrement, vous vous êtes coiffé avec un pétard. Vos cheveux ne sont plus qu'un amas d'épis indisciplinés qui vous donnent un look pour le moins étrange. Pas de panique : un peu de jus de citron vous aidera à remettre votre coiffure en ordre. Remettez toutes vos mèches rebelles en place en les aspergeant de jus de citron. Coiffez-vous ensuite comme d'habitude.

Masque hydratant pour cheveux secs

Ingrédients

jaune d'œuf • huile d'amande douce • miel

•

La recette

Cassez 1 œuf en séparant le blanc du jaune. Mettez le jaune dans un bol et ajoutez 1 cuillerée à café d'huile d'amande douce et 2 cuillerées à soupe de miel. Battez jusqu'à l'obtention d'une préparation homogène. Humidifiez vos cheveux, puis appliquez le masque. Couvrez-vous ensuite la tête avec une serviette chaude et laissez agir pendant 30 à 40 minutes environ. Ensuite, effectuez un shampooing comme d'habitude.

•

Le conseil

Ce traitement pour cheveux secs sera d'autant plus efficace que vous le répéterez régulièrement. Un masque hebdomadaire est généralement idéal.

REVITALISER

Ingrédients

jaune d'œuf • huile de pépins de raisin • romarin frais • huile essentielle de bergamote • miel de romarin

La recette

Cassez 1 œuf en séparant le blanc du jaune. Mélangez le jaune avec l'huile de pépins de raisin jusqu'à l'obtention d'une sorte de crème dont la consistance ressemble à celle d'une mayonnaise. Incorporez 6 brins de romarin frais, 3 gouttes d'huile essentielle de bergamote et 2 cuillerées à soupe de miel. Mélangez bien le tout, puis appliquez la préparation sur les cheveux secs. Couvrez d'une serviette propre ou d'un bonnet de douche et laissez agir pendant 30 minutes environ. Effectuez ensuite votre shampooing. Cette préparation doit être utilisée en cures de un mois, à raison d'un traitement hebdomadaire.

LES CHEVEUX SECS

Ingrédients

œuf entier • huile d'olive • poudre d'amandes

NOURRIR LES CHEVEUX SECS

Le remède

Cassez un œuf au-dessus d'un bol et battez-le avec 10 cl d'huile d'olive. Incorporez-y ensuite 20 g de poudre d'amandes et mélangez bien. Appliquez alors la préparation ainsi obtenue sur vos cheveux secs. Laissez-la agir pendant au moins 15 minutes, puis effectuez votre shampooing .

Retarder l'apparition DES CHEVEUX BLANCS

Ingrédients

vinaigre de cidre • mélasse • miel

Le conseil

Pour une efficacité optimale, privilégiez les miels de sapin ou d'acacia.

La recette

Dans un bol, mélangez bien 1 verre d'eau, 4 cuillerées à café de vinaigre de cidre et la même quantité de mélasse et de miel, jusqu'à l'obtention d'une préparation homogène. Buvez un verre de cette préparation chaque jour, sur la base d'une cure d'un mois. Répétez cette cure à quatre ou cinq reprises dans le courant de l'année.

SHAMPOOING RETARDATEUR

Ingrédients

shampooing neutre • huile essentielle d'ylang-ylang • miel

La recette

Dans un récipient, mélangez bien 1 cuillerée à soupe de shampooing neutre, la même quantité d'eau claire, 2 gouttes d'huile essentielle d'ylang-ylang et 1/2 cuillerée à café de miel. Versez cette préparation sur les cheveux et procédez à votre shampooing comme vous le faites d'habitude, en massant doucement l'ensemble du cuir chevelu. Laissez agir pendant quelques minutes, puis rincez et séchez.

Le conseil

Ce shampooing au miel n'empêchera pas totalement les cheveux de tomber, mais il va retarder le processus.

DE CHUTE DES CHEVEUX

Favoriser la souplesse des cheveux

Ingrédients

jaune d'œuf • jus de citron • huile d'olive vierge extra • miel

La recette

Cassez 1 œuf en séparant le blanc du jaune. Mettez ce dernier dans un récipient et ajoutez-y le jus d'un citron, 2 cuillerées à soupe d'huile d'olive et la même quantité de miel, en privilégiant le miel d'acacia. Mélangez bien tous les composants jusqu'à l'obtention d'une préparation homogène. Appliquez-la ensuite sur les cheveux et le cuir chevelu, en massant tout doucement. Laissez agir pendant 30 minutes environ, puis effectuez un shampooing comme d'habitude.

PRÉPARER UN SHAMPOOING POUR CHEVEUX GRAS

Ingrédients

savon de Marseille liquide • argile verte en poudre • sel fin

La recette

Dans un bol, versez l'équivalent de 2 cuillères à soupe de savon liquide de Marseille et ajoutez 1 cuillerée à café d'argile verte en poudre et la même quantité de sel fin. Mélangez. Mouillez vos cheveux. Versez le mélange de savon, de sel et d'argile dans vos mains et faites mousser sur vos cheveux. Lavez pendant plusieurs minutes en massant votre cuir chevelu du bout des doigts. Rincez abondamment.

Le conseil

Renouvelez ce shampooing deux à trois fois par semaine au maximum.

Ingrédients

yaourt nature • propolis en poudre •
jaune d'œuf • miel

La recette

Mélangez 60 g de yaourt nature et 10 g de propolis en poudre, jusqu'à l'obtention d'une préparation bien homogène. Laissez-la reposer pendant 1 heure environ, puis transvasez-la dans un récipient pouvant supporter la chaleur. Mettez celui-ci au bain-marie et faites doucement chauffer pour faire fondre la propolis. Laissez complètement refroidir. Incorporez ensuite 1 jaune d'œuf et 15 g de miel, en privilégiant du miel d'eucalyptus. Humidifiez-vous les cheveux, puis appliquez cette préparation en massant le cuir chevelu. Laissez agir pendant 30 minutes environ, puis faites votre shampooing habituel. Cette préparation doit être utilisée en cures de un mois, à raison d'un traitement hebdomadaire.

TRAITEMENT POUR LES CHEVEUX GRAS

Lutter contre les pellicules

Ingrédients

huile de ricin • eau de Cologne • huile d'olive

Le remède

Versez 2 cl d'huile de ricin dans un bol, puis mélangez-y la même quantité d'eau de Cologne et 1,5 cl d'huile d'olive. Massez ensuite délicatement le cuir chevelu avec cette préparation et laissez-la agir pendant une vingtaine de minutes. Rincez ensuite vos cheveux et effectuez un shampooing doux, comme vous le faites d'habitude.

Ingrédients

eau • jus de citron

La recette

Mélangez 25 cl d'eau chaude et 12 cl de jus de citron. Faites votre shampooing comme d'habitude, en n'oubliant pas de bien rincer, puis versez l'eau citronnée sur vos cheveux, en massant doucement le cuir chevelu. Rincez ensuite à l'eau claire. Au besoin, recommencez cette opération régulièrement (toutes les semaines, par exemple).

Combattre les pellicules

Shampooing pour éliminer LES PELLICULES

Ingrédients

savon d'Alep • extrait de pépins de pamplemousse • eau • flacon à pompe de 200 ml

La recette

Préparez un savon d'Alep liquide : faites fondre 100 g de paillettes de savon d'Alep (ou de copeaux) dans un récipient en verre, au bain-marie. Mélangez jusqu'à l'obtention d'une pâte lisse. Retirez du feu et ajoutez 20 gouttes d'extrait de pépins de pamplemousse. Mélangez à nouveau. Versez la préparation dans un flacon à pompe et ajoutez de l'eau chaude jusqu'en haut du flacon. Refermez-le et secouez vigoureusement. À utiliser au moins deux fois par semaine, en remplacement de votre shampooing habituel.

Ingrédients

huile essentielle de lavande • huile essentielle de camomille • huile essentielle de thym • shampooing

Shampooing pour CHEVEUX ABÎMÉS

La recette

Dans 12 cl de shampooing, ajoutez 4 gouttes d'huile essentielle de lavande, 6 gouttes d'huile essentielle de camomille et 2 gouttes d'huile essentielle de thym. Refermez le flacon bien hermétiquement et agitez-le pour bien disperser les huiles essentielles. Utilisez ce shampooing comme votre shampooing ordinaire, si vous avez les cheveux abîmés.

Ingrédients

huile essentielle de lavande • fleurs de camomille • citron jaune

Lotion éclaircissante

La recette

Mettez des fleurs de camomille dans un bol et versez de l'eau bouillante par-dessus. Laissez infuser pendant 15 minutes puis, dès que l'infusion est refroidie, filtrez-la soigneusement. Ajoutez 5 ou 6 gouttes de jus de citron jaune, en veillant à ce qu'il ne tombe pas de pulpe dans la préparation. Agitez énergiquement, puis ajoutez 3 gouttes d'huile essentielle de lavande. Transvasez cette lotion dans un flacon fermant hermétiquement. Utilisez-la après votre shampooing, en dernier rinçage, avant de laisser vos cheveux sécher au soleil.

pour les cheveux blonds

Le conseil

Pour réussir cette lotion, il faut préparer une infusion de camomille très concentrée, avec des fleurs fraîches ou séchées. À défaut, vous pouvez utiliser des sachets d'infusion de camomille, mais le résultat sera nettement moins spectaculaire.

RENDRE LES CHEVEUX BLONDS PLUS BRILLANTS

Ingrédients

fleurs de camomille • eau • jus de citron • huile essentielle de lavande

La recette

Versez des fleurs de camomille dans un grand bol, puis arrosez-les d'eau bouillante. Faites infuser le tout pendant un bon quart d'heure, puis laissez refroidir la préparation. Une fois qu'elle est complètement froide, filtrez-la soigneusement.
À ce moment, incorporez-y 6 à 8 gouttes de jus de citron et 3 gouttes d'huile essentielle de lavande. Mélangez intimement, puis transvasez la lotion ainsi obtenue dans un petit flacon fermant hermétiquement. Utilisez cette lotion à la fin de votre shampooing, directement après votre dernier rinçage. Laissez ensuite sécher vos cheveux naturellement, au soleil.

Préparer un shampooing universel

Ingrédient

argile

Le remède

Versez 2 cuillerées à soupe d'argile dans un récipient en verre épais ou en bois (ni plastique, ni métal) et diluez-la dans un peu d'eau chaude. Appliquez ensuite sur les cheveux et le cuir chevelu, en veillant à bien masser et à répartir le produit. Laissez agir pendant une dizaine de minutes, puis rincez à l'eau.

Le conseil

Le choix de l'argile dépend de votre type de cheveux. L'argile blanche est idéale pour les cheveux secs, l'argile verte est recommandée pour les cheveux gras, tandis que l'argile rose est indiquée pour les cheveux fins. Vous serez peut-être étonné du fait que ce shampooing ne mousse pas. C'est tout à fait normal et cela n'enlève rien à son efficacité.

PRÉPARER UN BAIN ANTICELLULITE

Ingrédients

rhassoul • algues en poudre

L'astuce

Remplissez votre baignoire d'eau chaude, puis ajoutez-y 100 g de rhassoul et trois grosses cuillerées à soupe d'algues en poudre. Mélangez. Plongez-vous ensuite dans ce bain chaud et utilisez son eau pour frictionner vigoureusement les zones touchées par la cellulite. Sortez de la baignoire dès que la température de l'eau fraîchit, séchez-vous et enveloppez-vous dans un vêtement chaud et confortable (peignoir de bain). Installez-vous sur votre lit et laissez-vous transpirer pendant quelques minutes.

Ingrédients

gros sel • huile essentielle de pamplemousse • huile essentielle de citron • huile d'amande douce • eau

Éliminer la cellulite

La recette

Dans un bol, versez 1 cuillerée à soupe d'huile d'amande douce et diluez dedans 5 gouttes d'huile essentielle de pamplemousse et la même quantité d'huile essentielle de citron. Mélangez. Ajoutez deux poignées de gros sel et mélangez de nouveau. Sous la douche, procédez à un gommage en insistant sur les zones touchées par la cellulite grâce à de légers mouvements circulaires. Rincez à l'eau claire et lavez-vous.

Le conseil

Le massage permet de décoller les graisses, de faciliter le drainage et ainsi d'éliminer plus facilement la cellulite.

HUILE CORPORELLE DRAINANTE

Ingrédients

sel de la mer Morte • huile d'amande douce • huile de noyaux d'abricot • huile essentielle de pamplemousse • eau • flacon vide de 200 ml

La recette

Faites chauffer 5 cl d'eau dans une casserole et ajoutez 1 cuillerée à café de sel de la mer Morte. Retirez du feu et mélangez jusqu'à complète dissolution du sel. Versez l'eau salée dans un bol et laissez refroidir. Lorsque le mélange est tiède, ajoutez 10 cl d'huile d'amande douce et la même quantité d'huile de noyau d'abricot, mélangez. Ajoutez enfin 10 gouttes d'huile essentielle de pamplemousse et versez dans le flacon vide à l'aide d'un entonnoir. Refermez le flacon et secouez pour mélanger. À utiliser matin et/ou soir en massage drainant : exercez des pressions de palper-rouler sur la peau.

Huile amincissante

Ingrédients

huile essentielle de citron • huile essentielle de cyprès • huile essentielle de genévrier • huile essentielle de thym • huile d'olive

La recette

Versez 20 cl d'huile d'olive dans un bol et mélangez-y bien 50 gouttes d'huile essentielle de citron, la même quantité d'huile essentielle de cyprès et d'huile essentielle de genévrier, ainsi que 20 gouttes d'huile essentielle de thym. Chaque jour après la douche, massez les zones de cellulite et les rondeurs avec cette préparation.

Gommage corporel

Ingrédients

gros sel gris • savon noir • eau

La recette

Dans un bol, mélangez 1 cuillerée à soupe de savon noir avec 1 cuillerée à soupe de gros sel. Lorsque votre préparation est homogène, prenez-la dans vos mains, frottez-la entre vos paumes, jusqu'à ce que vous obteniez une sorte de crème onctueuse, et gommez votre corps en procédant à de légers mouvements circulaires. Rincez-vous à l'eau tiède.

Le conseil

Pour garder une peau douce et souple, ce gommage s'impose au moins une fois par semaine. Et pour profiter de ce moment, comme si vous étiez au hammam, vous pouvez ajouter un peu d'huile essentielle d'eucalyptus dans votre préparation.

RAFFERMIR LES SEINS

Ingrédients

huile essentielle de citron •
huile essentielle de romarin •
huile essentielle de pin •
huile d'olive

L'astuce

Dans un récipient, versez 5 cl d'huile d'olive et ajoutez-y 5 gouttes d'huile essentielle de pin, 10 gouttes d'huile essentielle de citron et la même quantité d'huile essentielle de romarin. Mélangez, puis utilisez la préparation pour masser vos seins, deux ou trois fois par jour, ce qui les raffermira.

Huile de bain relaxante

Ingrédients

brins de lavande séchée • huile essentielle de lavande • pétales de roses séchés • huile d'amande • huile essentielle de rose

La recette

Raccourcissez les brins de lavande de manière à ce qu'ils entrent facilement dans le flacon qui contiendra votre huile de bain. Avec du raphia ou une petite ficelle, attachez-les en une petite botte et enfilez celle-ci dans le flacon. Ajoutez quelques pétales de roses séchés. Versez 10 cl d'huile d'amande dans le flacon, puis ajoutez 5 gouttes d'huile essentielle de rose et la même quantité d'huile essentielle de lavande. Remplissez finalement le flacon avec encore 10 cl d'huile d'amande. Fermez le flacon bien hermétiquement et secouez énergiquement pour bien mélanger le tout.

Poudre pour le corps

Ingrédients

fleurs de lavande séchées • huile essentielle de lavande • bicarbonate de soude • fécule de maïs • pétales de roses séchés • huile essentielle de rose

La recette

Mettez 25 g de fleurs de lavande séchées dans le bol d'un mixeur, puis ajoutez-y la même quantité de pétales de roses séchés, 55 g de bicarbonate de soude et 110 g de fécule de maïs. Actionnez l'appareil jusqu'à l'obtention d'une poudre fine. Incorporez-y ensuite 2 gouttes d'huile essentielle de lavande et la même quantité d'huile essentielle de rose. Tamisez cette préparation au travers d'une passoire fine, jusqu'à ce qu'elle prenne une texture très fine et d'une agréable douceur. Transvasez-la dans un récipient propre fermant hermétiquement.

Ingrédients

sel de la mer Morte • huile essentielle de bois de rose • eau

Bain régénérant pour la PEAU

L'astuce

Faites couler un bain tiède dans la baignoire. L'eau ne doit pas dépasser les 38 °C pour un maximum de confort. Ajoutez 2 poignées de sel de la mer Morte et 10 gouttes d'huile essentielle de bois de rose. Attendez quelques minutes que le sel se dissolve et plongez dans le bain pour une vingtaine de minutes. Rincez-vous ensuite à l'eau claire et lavez-vous avec votre savon habituel.

Le conseil

Inutile de prendre ce bain tous les jours : une fois tous les 15 jours suffit. En effet, la peau a un renouvellement cellulaire normal toutes les 3 semaines.

Ingrédients

argile verte • gros sel de mer gris • huile essentielle de verveine citronnée

L'astuce

Remplissez votre baignoire d'eau tiède comme d'habitude, puis mélangez-y 100 g d'argile verte soigneusement concassée, deux grosses poignées de sel de mer gris et une dizaine de gouttes d'huile essentielle de verveine citronnée. Plongez-vous dans ce très agréable bain et profitez-en tant que l'eau reste à température agréable. Relaxez-vous le plus possible, puis sortez du bain, rincez-vous et séchez-vous.

Le conseil

Lorsque vous vous rincez au jet d'eau froide, remontez toujours des chevilles vers les hanches. N'hésitez pas à répéter cet excellent bain aussi souvent que nécessaire.

PRÉPARER UN BAIN ANTIFATIGUE

Ingrédient

argile blanche

PRÉPARER UN BAIN HYDRATANT

L'astuce

Préparez votre bain, puis ajoutez-y une généreuse quantité d'argile blanche en poudre (500 g) et mélangez. Plongez-vous dans ce bain chaud et profitez-en tant que la température de l'eau reste agréable. Ensuite, rincez-vous et séchez-vous.

Réaliser une huile de massage

Ingrédients

jus de citron • huile d'olive • huile essentielle de lavande

La recette

Prenez le jus d'un demi-citron, 20 cl d'huile d'olive et 5 ou 6 gouttes d'huile essentielle de lavande. Mélangez tous ces ingrédients, puis massez-vous longuement avec cette huile relaxante extraordinairement parfumée. Plaisir immédiat et effet relaxant garanti !

SOULAGER LE FEU DU RASOIR

Ingrédients

bicarbonate de soude • eau

L'astuce

Remplissez 1 verre d'eau tiède, puis versez-y 1 cuillerée à soupe de bicarbonate de soude. Mélangez bien et imbibez un tampon d'ouate avec cette solution. Passez-le aussitôt sur le visage, en veillant à imprégner régulièrement le morceau d'ouate. Si vous êtes vraiment très sensible, vous pouvez même passer à plusieurs reprises sur votre visage.

Cire épilatoire

Ingrédients

citrons jaunes • huile essentielle de lavande • morceaux de sucre • miel

La recette

Dans une casserole, versez le jus de 2 citrons jaunes et 2 gouttes d'huile essentielle de lavande. Ajoutez-y 10 morceaux de sucre et 1 cuillerée à café de miel, en privilégiant le miel d'acacia. Faites chauffer sur feu moyen jusqu'à ce que la préparation ressemble à un caramel blond. Prenez une boule de la cire et laissez-la quelque peu refroidir avant de l'étendre sur la zone à épiler. Patientez quelques instants, puis soulevez un coin de la cire et tirez dessus d'un coup sec, dans le sens inverse de celui de la pousse du poil. Recommencez la même opération jusqu'à ce que la petite boulette de cire soit trop dure, puis prenez-en une autre, malaxez-la et recommencez le processus.

Gommage pré-épilatoire

Ingrédients

sucre en poudre • miel

La recette

Dans un petit récipient, mélangez bien 2 cuillerées à café de sucre en poudre et 2 cuillerées à soupe de miel, jusqu'à obtention d'une préparation homogène. Appliquez cette préparation sur les zones à épiler et frottez légèrement. Vous pouvez ensuite vous épiler.

L'info

Le sucre en poudre joue ici un rôle abrasif. Surtout si vous avez la peau particulièrement sèche, il est préférable de ne pas frotter trop fort en appliquant la préparation.

Rendre les jambes douces

Ingrédient

huile d'olive

Le remède

Versez une généreuse dose d'huile d'olive sur un gant de toilette propre et sec (si vous préférez, vous pouvez aussi verser l'huile dans le creux de votre main) et appliquez-la sur les jambes. Laissez agir pendant quelques minutes, puis rincez-vous les jambes à l'eau

La précision

Si vous vous rasez les jambes à l'aide d'un rasoir et que vous vous entaillez légèrement, l'huile d'olive se montrera également d'une réelle efficacité. Non seulement elle rendra vos jambes nettement plus douces, mais elle arrêtera les saignements dus à la petite coupure.

ÉLIMINER LES TRACES DE CIRE APRÈS UNE ÉPILATION

Ingrédients

savon d'Alep • eau

La recette

Mouillez la surface épilée avec de l'eau claire tiède, ou même chaude, passez un gant doux et humide sur un bloc de savon d'Alep et nettoyez la surface de peau cireuse. Rincez et séchez délicatement.

Le conseil

Grâce à ses vertus hydratantes, le savon d'Alep favorise également la réparation cutanée après une épilation parfois un peu douloureuse.

BAUME

Ingrédients

huile d'amande douce • cire d'abeille • miel

La recette

Dans un bain-marie posé sur feu doux, faites fondre 4 cuillerées à soupe d'huile d'amande douce et 1 cuillerée à soupe de cire d'abeille préalablement râpée. Dès que ces ingrédients sont fondus, retirez le récipient du feu et incorporez 1 cuillerée à café de miel. Mélangez bien jusqu'à ce que la préparation devienne homogène, puis transvasez-la dans un pot propre et fermant hermétiquement. Laissez solidifier le baume avant de l'utiliser.

après-soleil

Ingrédients

huile essentielle de lavande • huile essentielle de bois de rose • huile essentielle de bois de santal • huile essentielle de géranium rosat

La recette

Dans un récipient, mélangez bien 15 gouttes d'huile essentielle de bois de rose, 8 gouttes d'huile essentielle de lavande, 5 gouttes d'huile essentielle de bois de santal et la même quantité d'huile essentielle de géranium rosat. Badigeonnez soigneusement vos cheveux, mèche par mèche, avec cette préparation, à l'aide d'un morceau de coton. Protégez-les ensuite avec une serviette propre et laissez agir le traitement pendant environ 2 heures.

SOIN APRÈS-SOLEIL DES CHEVEUX

RÉALISER UNE LOTION AUTO-BRONZANTE

Ingrédients

eau • thé nature en sachets • 1/2 citron

La recette

Versez 50 cl d'eau dans une casserole et faites-la bouillir. Ajoutez-y trois sachets de thé nature et laissez infuser pendant une quinzaine de minutes. Au terme de l'infusion, ajoutez le jus d'un demi-citron et mélangez bien. Utilisez ensuite la préparation comme une lotion autobronzante, à appliquer tous les soirs, le plus uniformément possible, sur votre visage.

BAIN NOURRISSANT POUR LES ONGLES

Ingrédients

sel gris de mer • jus de citron • eau

La recette

Dans un bol, versez 1 cuillerée à café de sel fin gris. Ajoutez 10 cl d'eau chaude. Mélangez jusqu'à dissolution du sel. Ajoutez 1 cuillerée à soupe de jus de citron jaune. Mélangez et faites tremper vos ongles pendant 10 minutes environ. Séchez-les dans un linge propre.

L'astuce beauté

Pour renforcer vos ongles et augmenter leur brillance, hydratez-les ensuite avec une crème riche pour les mains ou un soin spécifique pour les ongles.

Ingrédients

bicarbonate de soude • eau

Le remède

Vous allez vous offrir une séance de manucure ? Formidable ! Pour en profiter encore plus, préparez vos mains de manière naturelle. Pour cela, faites tiédir un bol d'eau et mélangez-y 1 cuillerée à café de bicarbonate de soude. Plongez-y ensuite les mains pendant 10 à 15 minutes environ, tant que l'eau reste agréablement tiède.

Le conseil

Ce petit plongeon dans de l'eau bicarbonatée va nettoyer vos ongles et adoucir toutes les petites peaux, qui seront ainsi plus facilement éliminées en cours de manucure.

Séance de manucure

Ingrédients

sel fin raffiné • beurre de cacao pur

La recette

Dans un bol, déposez 1 cuillerée à soupe de beurre de cacao pur et ajoutez 1 cuillerée à café de sel fin raffiné. Mélangez bien et appliquez en masque sur les mains. Laissez agir 15 minutes environ avant de retirer l'excédent avec un coton doux et sec ou un papier absorbant. Évitez de vous laver les mains tout de suite après pour profiter le plus longtemps possible des vertus hydratantes de ce baume.

CATAPLASME POUR MAINS GERCÉES

L'astuce

Vous ne trouvez pas de beurre de cacao pur ? Regardez auprès des revendeurs de produits bio. Sinon, vous pouvez le remplacer par du beurre de karité, plus fréquent en magasin, ou encore du beurre de mangue pour faire de votre soin un véritable remède exotique.

Crème pour mains sèches

Ingrédients

miel • fromage blanc entier • huile d'olive • huile essentielle de cyprès

Le remède

Dans un grand bol, mélangez bien 1 cuillerée à soupe d'huile d'olive, la même quantité de miel et de fromage blanc entier (40 % de matières grasses au minimum) et 3 gouttes d'huile essentielle de cyprès. Enduisez-vous généreusement les mains avec cette crème chaque matin, après avoir effectué votre toilette.

La précision

Dans le cadre de cette préparation naturelle, un miel « toutes fleurs » convient parfaitement.

Ingrédients

ail • huile d'olive

Fortifier les ongles fragiles

La recette

Pelez une gousse d'ail et coupez-la grossièrement en petits morceaux. Mettez ceux-ci dans une petite coupelle, puis remplissez cette dernière avec de l'huile d'olive. Plongez ensuite vos doigts dans ce mélange et laissez-les tremper quelques instants. N'hésitez pas à répéter ce traitement très régulièrement.

L'alternative

Encore plus simple ! Si vos ongles cassent trop facilement, ou s'ils ont tendance à se dédoubler, plongez-les dans de l'huile d'olive tiède et laissez-les tremper pendant 5 à 10 minutes. Frottez-les ensuite avec quelques gouttes de jus de citron jaune, puis essuyez le surplus avec une feuille de papier absorbant. N'hésitez pas à répéter cette opération quotidiennement.

Adoucir les mains

Ingrédients

jus de citron • glycérine • eau de Cologne

La recette

Mélangez du jus de citron, de la glycérine et de l'eau de Cologne en proportions égales, vous obtiendrez une préparation idéale pour adoucir la peau de vos mains. Il vous suffit de les masser avec ce mélange.

Ingrédients

1 citron • borax • sel fin • eau de rose

Soin DES ONGLES

La recette

Pressez un citron et versez le jus dans un bol. Ajoutez ensuite 10 g de borax, 20 g de sel fin et 50 cl d'eau de rose. Mélangez tous ces ingrédients, puis laissez la préparation ainsi obtenue reposer pendant une journée complète. Transvasez-la dans un flacon fermant hermétiquement. Utilisez cette lotion chaque jour, le soir avant d'aller dormir.

Éliminer les taches de nicotine sur les doigts

Ingrédient

jus de citron

L'astuce

On reconnaît tout de suite un fumeur, même s'il n'a pas une cigarette à la bouche ! Ses cheveux et ses vêtements sentent le tabac refroidi. Et ses doigts sont tachés de nicotine. Si shampooing et lessive s'imposent dans les premiers cas, le jus de citron est recommandé pour éliminer les taches de nicotine sur les doigts. L'astuce est d'une simplicité enfantine : il suffit de se frotter les doigts avec du jus de citron.

Gommage pour les pieds

Ingrédients

savon noir • sucre en poudre • eau

La recette

Prélevez 1 cuillerée à soupe de savon noir mou. Dans un bol, mélangez-le à une demi-cuillerée à café de sucre en poudre. Mouillez vos pieds et massez-les pendant 2 à 3 minutes chacun avec le gommage de savon noir. Insistez sur les zones rugueuses et sur les cuticules, pour ne pas les laisser s'installer, et rincez à l'eau tiède. Séchez délicatement vos pieds dans un linge propre et hydratez-les avec un baume corporel nourrissant.

L'astuce beauté

Pour garder de jolis pieds, pensez à faire un gommage au moins toutes les2 semaines. N'oubliez pas de repousser régulièrement les cuticules et de les couper soigneusement.

Soin adoucissant pour pieds secs

Ingrédient

miel

Le remède

Avant d'aller vous coucher, enduisez vos pieds de miel, en massant pendant un certain temps et en insistant plus particulièrement sur les zones éventuellement plus sèches que les autres (les talons, par exemple). Ce massage au miel effectué, enfilez une paire de chaussettes et allez dormir. Le lendemain matin, rincez et essuyez vos pieds.

ADOUCIR LA PEAU DES PIEDS

Ingrédients

huile d'olive • huile essentielle de lavande

La recette

Pour adoucir la peau de vos pieds, massez-les chaque soir avec un mélange de 5 cuillerées à soupe d'huile d'olive et de 5 gouttes d'huile essentielle de lavande.

Éliminer la corne sous les pieds

Ingrédients

eau • 1/2 citron • huile d'amande douce

La recette

La première chose à faire est de vous offrir un bain de pieds tout à fait classique, bien chaud, aussitôt suivi par un passage de la pierre ponce. Pour finaliser le tout, passez sur les zones à traiter avec le côté pulpe d'un demi-citron et terminez par un délicieux petit massage à l'huile d'amande douce.

Index

ISBN : 978-2-8160-1161-6
N° d'éditeur : 8160
Dépôt légal : juin 2017

Achevé d'imprimer : mai 2017
Imprimé par Book Partners China Ltd